AF586648

DES

DÉFORMATIONS DE LA TRACHÉE

PAR

LES TUMEURS DU COU

ET DES MOYENS PROPRES

A COMBATTRE L'ASPHYXIE QUI EN RÉSULTE

PAR

Léopold REY,

Docteur en médecine de la Faculté de Paris,
Interne en médecine et en chirurgie des hôpitaux de Paris,
Membre de la Société Anatomique,
Médaille de bronze de l'Assistance publique.

PARIS

A. PARENT, IMPRIMEUR DE LA FACULTÉ DE MÉDECINE

29-31, rue Monsieur-le-Prince, 29-31.

1875

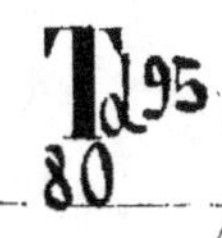

DES

DÉFORMATIONS DE LA TRACHÉE

PAR

LES TUMEURS DU COU

ET DES MOYENS PROPRES

A COMBATTRE L'ASPHYXIE QUI EN RÉSULTE

PAR

Léopold REY,

Docteur en médecine de la Faculté de Paris,
Interne en médecine et en chirurgie des hôpitaux de Paris,
Membre de la Société Anatomique,
Médaille de bronze de l'Assistance publique.

PARIS

A. PARENT, IMPRIMEUR DE LA FACULTÉ DE MÉDECINE

29-31, rue Monsieur-le-Prince, 29-31.

1875

DES

DÉFORMATIONS DE LA TRACHÉE

PAR LES TUMEURS DU COU

ET DES MOYENS PROPRES A COMBATTRE L'ASPHYXIE QUI EN RÉSULTE.

AVANT-PROPOS.

Pendant une de mes nuits de garde à l'hôpital Lariboisière, un garçon de 16 ans, entré pour une tumeur du corps thyroïde avec gêne de la respiration, mourut subitement à la suite d'un accès de suffocation la veille du jour où M. Panas se proposait d'attaquer le goître par les caustiques. Je regrettai d'abord vivement de ne pas m'être trouvé là pour faire la trachéotomie, mais ce regret s'effaça bien vite, quand, à l'autopsie, je trouvai la trachée complètement incurvée en dedans sur ses deux bords latéraux. Toute opération que j'eusse tentée séance tenante aurait échoué, et le malade serait mort sous le couteau, ce qui m'eût été fort désagréable. C'est dès ce jour que je me mis à rechercher, dans les recueils d'observations, les cas de déformation de la trachée par les tumeurs du cou en général, et le traitement le plus convenable à appliquer, non pour guérir ces tumeurs, ce qui n'entre pas dans mon sujet, mais pour faire cesser l'asphyxie quand on est appelé au moment d'un violent accès de suffocation. J'avoue que les autopsies avec déformation du canal aérien ne manquent pas, mais presque toujours la gêne de la respiration a causé la mort sans qu'on ait osé tenter une opération d'urgence pour rétablir le calibre de la trachée. Dans les cas rares où la trachéotomie a été faite, elle a été quelquefois menée à bonne fin, mais souvent aussi le malade est mort entre les mains du chirurgien. D'après les observations que j'ai réunies, je crois que, dans certains cas, cette terminaison eût pu être conjurée par divers procédés opératoires, exposés à la fin de ce travail.

APERÇU HISTORIQUE.

Les déformations de la trachée ont été vues et signalées de tout temps, mais personne n'a fait de travail spécial sur ce sujet avant Bonnet, dont les cliniques furent mises sous forme de mémoire par Philippeaux. Elles parurent en 1851, dans les n°s 48, 49, 50 et 51 de la *Gazette médicale*, et portèrent pour titre : Mémoire sur les goîtres, qui compriment et déforment la trachée et sur leur traitement. L'éminent chirurgien de Lyon a passé en revue quelques variétés de déformation, leur cause et surtout le traitement radical des goîtres kystiques. Dans un mémoire, résumé dans les comptes-rendus de l'Académie des sciences du 13 août 1855, il s'occupe particulièrement des goîtres qui s'insinuent derrière le sternum et pour lesquels il applique heureusement la méthode dite de déplacement. Enfin, dans son traité des sections tendineuses, il parle aussi de la section des sterno-mastoïdiens, comme moyen de faire cesser les accidents asphyxiques causés par certaines tumeurs. Ses idées, ses procédés et ses observations sont reproduits par Philippeaux dans son mémoire déjà cité, par Bonnaud dans sa thèse de Paris 1855, sur les accidents produits par certaines tumeurs du cou. Thelliez, dans sa thèse (Paris, 1862) intitulée : Essai sur la compression des organes du cou par les tumeurs du corps thyroïde, donne quelques observations intéressantes, dans lesquelles, au dernier moment, on a tenté une opération avec des succès divers. Nous en donnerons le résumé. Mary (Paris, 1865) et Baudré (Paris, 1864) traitent des rétrécissements du calibre de la trachée et ne consacrent qu'un chapitre fort court aux déformations par compression. Au point de vue anatomo-pathologique, les bulletins de la société anatomique renferment un grand nombre d'observations que nous avons mises à profit.

C'est surtout dans ces riches recueils et dans les mémoires de Bonnet que nous avons puisé les éléments de notre travail.

Les traités cliniques d'anatomie médico-chirurgicale et de pathologie externe ne font que mentionner les lésions trachéales dans les tumeurs du cou, et ne parlent pas du traitement à appliquer à l'asphyxie qui en résulte. Jamain seul, (2e édition, tome II, page 355), y consacre quelques lignes que nous reproduisons au traitement.

ANATOMIE PATHOLOGIQUE.

Bonnet admet trois variétés de déformation : 1° l'aplatissement bilatéral ; 2° le déplacement latéral de la totalité de la trachée ; 3° l'aplatissement d'avant en arrière. J'y ajouterai une quatrième variété d'arrière en avant, et je diviserai la première en trois sous-variétés.

Je dois dire tout d'abord que la déformation de la trachée peut ne pas être persistante. Quand une tumeur commence à comprimer la trachée, celle-ci, qui est très-élastique, cède et revient à son état normal, quand à l'autopsie ou par une opération quelconque, on enlève la cause de la compression. C'est une proposition facile à comprendre et dont d'ailleurs la démonstration la plus nette est donnée dans l'observation numéro XVI.

La trachée déformée offre rarement une surface plane; pour que la déformation persiste, il faut une cause puissante et persistante, et par suite la face convexe du canal, au lieu de n'offrir qu'une légère dépression qui pourrait à la rigueur être plane, tend à s'accoler à la paroi opposée et à se mouler sur la concavité de cette dernière. La partie déformée offre donc, surtout quand il s'agit des faces latérales, une véritable incurvation. Alors même que la compression est bilatérale, la résistance de la partie antérieure des anneaux empêche la formation de surfaces planes. On les trouve seulement dans les cas de compression antéro-postérieure.

1° La déformation bilatérale a lieu dans les cas d'hypertrophie simultanée des deux lobes de la thyroïde.

Dans ce cas, trois sous-variétés peuvent se présenter : *a*, aplatissement complet ; *b*, prisme triangulaire à sommet antérieur ; *c*, prisme à sommet postérieur.

a. Dans l'aplatissement complet, la trachée a la forme d'un fourreau de sabre. Obs. XV.

Le plus souvent la compression prédomine soit en arrière, soit en avant, et on a dans ces cas les deux autres sous-variétés.

b. La trachée forme un angle saillant en avant ; les deux côtés plus ou moins déprimés peuvent être incurvés en dedans, comme dans mon observation (obs. I) où les deux côtés de la trachée représentaient deux gouttières adossées par leur convexité, c'est-à-dire par la muqueuse. La déformation occupait les huit premiers anneaux et l'arête antérieure était presque linéaire.

c. Enfin, dans les observations III et IV, on voit que les extrémités postérieures des cerceaux trachéens sont rapprochées, la membrane qui les sous-entend plissée, et que par suite la trachée a la forme d'un ovoïde à sommet postérieur. Ainsi, dans l'observation IV, il est dit que les extrémités des anneaux cartilagineux étaient contiguës, et la membrane fibro-musculeuse qui les soustend, dans l'état normal, plissée longitudinalement et réduite au volume d'un cordon sans autre lésion matérielle.

2° La déformation unilatérale de la trachée est la plus fréquente de toutes. La paroi déprimée tend à s'appliquer sur celle du côté opposé, et le canal aérien prend la forme d'une gouttière à concavité latérale; celle-ci est par conséquent composée de deux feuillets entre lesquels passe encore une plus ou moins grande quantité d'air. Le Dr Gallois (cliniques de Bonnet. *Gazette médi-*

cale, 1851), en cite un cas extraordinaire, dans lequel la trachée était aplatie sur un trajet de dix centimètres du premier anneau au dix-huitième. Les observations VI, VII, VIII, IX, XI, XIII, XIV, XIX, en sont aussi des exemples. Dans presque tous les cas la déformation s'accompagne de déplacement en masse du canal aérien. Comme les deux extrémités sont moins directement déprimées que la partie moyenne, c'est celle-ci qui cède et qui forme un coude plus ou moins grand, en même temps que la paroi se déforme. La cause en est due au développement unilatéral de la thyroïde ou de toute autre tumeur soit artérielle, soit ganglionnaire.

3° L'aplatissement d'avant en arrière consiste dans la disparition de la convexité antérieure de la trachée. Obs. II, V, XVIII, XXIII. La paroi antérieure et la paroi postérieure tendent à se mettre en contact, comme le feraient deux surfaces planes. Le grand diamètre est alors transversal. Dans l'obs. XVIII, le diamètre antéro-postérieur n'excédait pas trois millimètres, tandis que le bilatéral avait deux centimètres.

4° Dans l'obs. XII qui m'a fourni cette quatrième variété, il est dit que la paroi postérieure de la trachée, au niveau des quatre premiers anneaux, fait une saillie notable du volume d'une noisette, oblongue longitudinalement et arrive presque au contact de la paroi antérieure, légèrement déprimée elle-même. Par conséquent la surface plane postérieure de l'arbre aérien est incurvée en avant, ce qui fait une double gouttière entre les deux lames de laquelle passait une faible quantité d'air. Voir aussi l'obs. XVII.

Toutes ces lésions peuvent siéger en deux points différents, ce qui est fort rare. Obs. X.

Les déformations intéressent quelquefois, mais beaucoup plus rarement le larynx, à cause de la position plus éloignée de cet organe par rapport au corps thyroïde. Cependant, dans l'obs. II, on trouve les deux ailes du cartilage thyroïde largement étalées, et la cavité de l'organe ne permet pas l'introduction du petit doigt poussé avec force. Dans l'obs. XI, la moitié droite du cartilage est rapprochée de la ligne médiane; les cordes vocales sont fort rapprochées et la lumière du larynx diminuée de moitié.

Dans la partie intra-thoracique, on observe aussi quelques déformations de la trachée produites chez les enfants par des masses ganglionnaires, et chez l'adulte par des anévrysmes aortiques, des cancers, des gommes.... Mais, outre que la lésion trachéale est trop profonde pour qu'on puisse songer à y remédier chirurgicalement, dans les cas d'anévrysme, il y a plutôt usure de l'arbre aérien et hernie de la poche dans son intérieur.

Si on fait la trachéotomie, ce qui se voit encore quelquefois, c'est par erreur de diagnostic ; la dyspnée étant attribuée à toute autre cause qu'à l'anévrysme.

Lésions concomitantes. — La description de ces lésions m'entraînerait trop loin ; je me contenterai de les énumérer. On note l'épaississement de la muqueuse trachéale au niveau de la déformation, la dilatation des rameaux bronchiques, l'emphysème et le catarrhe chronique.

On a, en outre, comme dans toutes les tumeurs du cou, des compressions veineuses, des déplacements des os (clavicule), de l'usure des divers tissus.

PHYSIOLOGIE PATHOLOGIQUE.

Le mécanisme des déformations trachéales est, dans certains cas, très-facile à comprendre ; il en est surtout ainsi pour les anévrysmes du cou et pour les tumeurs qui descendent derrière le sternum ou la clavicule. Maintenues en avant par une surface osseuse, large et résistante, ces tumeurs dépendant presque toujours de la thyroïde, ne peuvent que se développer du côté opposé: elles compriment l'arbre aérien d'avant en arrière et provoquent rapidement la suffocation. Les accidents tendent en outre à augmenter par eux-mêmes. La trachée étant comprimée, l'air, qui ne pénètre plus aisément dans les poumons, presse sans équilibration intérieure sur les parois de cette cavité, et y pousse de plus en plus les parties qui occupent la région inférieure du cou, c'est-à-dire la tumeur. C'est surtout là le goître suffocant de Bonnet : « Peut-être pourrait-on admettre, dit Houël (thèse d'agrégation, page 49), que quelques-unes de ces tumeurs médianes sous-sternales peuvent avoir pour point de départ l'altération de ces granulations isolées, que d'après Béraud, j'ai dit exister normalement chez le fœtus au bord inférieur du corps thyroïde. Ce n'est point une simple vue de l'esprit que j'émets ; M. Béraud a bien voulu me remettre le dessin d'une de ces tumeurs qu'il avait recueillie sur le cadavre. »

Pour les tumeurs qui restent dans la région cervicale, le mode de compression est moins facile à expliquer. On sait que la glande thyroïde, siége de la plus grande partie des tumeurs dont il est question dans ce travail, est séparée de la peau d'avant en arrière par le *fascia superficialis*, par l'aponévrose superficielle qui, sur les côtés, enveloppe les sterno-mastoïdiens, par les muscles sterno-hyoïdiens et cléïdo-thyroïdiens avec les enveloppes que leur fournit l'aponévrose omo-claviculaire, enfin par une gaîne fibro-celluleuse qui entoure la trachée, l'œsophage et la glande elle-même. Il y a donc sur la ligne médiane, la peau, deux couches musculaires et trois plans fibreux qui s'opposent au développement des tumeurs. Sur les côtés, il y a les deux sterno-mastoïdiens.

Quand les tumeurs se développent des deux côtés à la fois, on a dans ce cas l'aplatissement bilatéral; et il est évident que c'est l'obstacle créé par ces derniers muscles et par l'aponévrose qui les engaîne, qui est la cause de la déformation en gênant la progression du néoplasme du côté de la peau.

Quand le développement se fait sur la ligne médiane, on trouve les muscles sous-hyoïdiens largement étalés, réduits à l'état de feuillets musculaires, mais maintenus par les aponévroses. Aussi, dans ce cas, ferai-je jouer un rôle plus grand à ce feuillet fibreux, et y verrai-je le principal obstacle dont le contre-coup se fait sentir à la partie antérieure du canal aérien. Pour les tumeurs qui naissent du côté de l'œsophage et du pharynx, il est facile de comprendre qu'elles ne puissent se développer qu'en avant.

Mais pourquoi dans la grande majorité des cas, ces tumeurs du cou se développent-elles sans occasionner aucun trouble respiratoire, car, je le répète, les tumeurs du cou, avec déformation de la trachée, sont loin d'être la règle? L'explication se trouve, je crois, dans la rapidité avec laquelle certaines tumeurs se développent. C'est ainsi que dans la thyroïdite inflammatoire il y a toujours gêne de la respiration et de la déglutition. Dans les tumeurs existant depuis longtemps, une poussée inflammatoire dans un point peut, en distendant les tissus voisins, causer la compression. Comme cause d'asphyxie rapide, il faut encore signaler les congestions sanguines et les épanchements sanguins qui se font facilement dans les tumeurs thyroïdiennes sous une influence quelconque. Elles agissent en augmentant rapidement le volume de la glande. Dans l'observation I, le goître existait sans accident depuis un an, mais un mois avant la mort, le volume avait augmenté rapidement et amené les accidents. Il en est de même dans la plupart des autres observations, où l'on voit les tumeurs exister depuis longtemps sans occasionner de troubles du côté de la respiration. Pour qu'une masse volumineuse se développe sans accidents, comme beaucoup de goîtres, il faut qu'elle distende les aponévroses et les parties molles.

Pour certaines néoplasies, pour le cancer, par exemple, il n'est pas nécessaire qu'il y ait dans la masse de poussée aiguë en un point quelconque, les adhérences que ces tumeurs contractent avec la trachée et les parties voisines, et surtout la tendance à la rétraction (squirrhe atrophique) qu'ont certaines d'entre elles, expliquent la déformation de l'arbre aérien qui est le plus souvent englobé par elles.

M. Houël, dans sa thèse d'agrégation sur les tumeurs du corps thyroïde, parle d'après Bach, page 27, d'un mode de compression assez hypothétique. Au sujet des apoplexies thyroïdiennes, c'est-à-dire de celles qui se font au sein du tissu fibreux de la glande et non dans les vésicules, il dit : « Le noyau apoplectique peut, après la transformation propre à ce genre de lésion, donner lieu aux tumeurs liquides kystiques ; mais quelquefois aussi, à la suite de la résorption partielle, il se produit autour du foyer un travail phlegmasique duquel résulte une cicatrice fibreuse. De la partie centrale de cette cicatrice on voit, quelquefois, partir des irradiations qui se continuent avec le tissu fibreux normal ou stroma. Ce tissu de nouvelle formation jouissant à un haut degré de la rétractilité si bien décrite par Delpech, il peut arriver que, par suite du retrait qui constitue une véritable période de son évolution, il détruise par pression atrophique, et cela dans toute l'étendue où existe sa sphère d'action, les vésicules glandulaires.

« La compression de la trachée-artère, par suite de la rétraction, a paru possible à M. Bach, et il signale, à l'appui de cette manière de voir, deux observations. Mais il est à regretter que les détails donnés par l'auteur ne permettent point d'établir le siége précis de l'hémorrhagie et de la partie dans laquelle s'était développée la tumeur qui avait précédé la rétraction. M. Bach, faisant jouer à cette variété de tumeur un rôle très-important dans la compression de la trachée, se demande si ce n'est point à cette espèce de lésion que l'on doit attribuer les accidents que Fodéré a décrits sous le nom de goître en dedans. »

Ainsi, d'après M. Houël, ou plutôt d'après Bach, il se produit un foyer hémorrhagique, et c'est la cicatrisation de ce foyer, c'est-à-dire quand les parties tendent à revenir à l'état normal, qu'aurait lieu la compression de la trachée. Il me semble que cette compression devrait plutôt survenir au moment de l'hémorrhagie, alors que le sang distendant brusquement les tissus comprime les parties environnantes. Au moment de la cicatrisation, la rétraction fibreuse de la poche kystique est toute locale et ne peut, en diminuant le volume de la glande, que faire disparaître la compression si elle existait déjà. La continuation de cette cicatrice avec le tissu fibreux de la glande, n'implique pas la rétraction de ce dernier.

Un point digne de remarque, c'est que ce sont les kystes thyroïdiens, et surtout les petits kystes, qui produisent beaucoup plus fréquemment l'asphyxie par compression trachéale, que les énormes goîtres. Cela est dû, je crois, à la dureté de ces kystes, dont la paroi est souvent très-épaisse et subit fréquemment la dégénérescence calcaire. On a ainsi un corps peu dépressible interposé entre les muscles et la trachée. Chaque contraction musculaire se transmet donc à l'arbre aérien sur un point limité par l'intermédiaire du kyste, et le canal se déforme.

TRAITEMENT.

J'ai déjà dit, au début de ce travail, que je ne voulais m'occuper que des moyens à opposer à l'asphyxie, qui menace immédiatement la vie d'un individu ayant une déformation de la trachée produite par une tumeur du cou. C'est-à-dire, un sujet qui asphyxie subitement avec une tumeur du cou étant donné, que faut-il faire? Le diagnostic de la tumeur n'est pas possible, car le temps manque, et d'ailleurs, que faire soit à un cancer, soit à un anévrysme du tronc brachio-céphalique? Il faut se donner le temps d'examiner et de réfléchir, et pour cela il faut rendre libres les voies aériennes. Plusieurs moyens peuvent être mis en usage selon le cas. Ce sont: 1° le déplacement de la tumeur; 2° le débridement des parties molles; 3° la section des sterno-mastoïdiens; 4° la ponction de la tumeur si elle est liquide; 5° la trachéotomie. Plusieurs d'entre ces moyens peuvent être successivement tentés avant d'en venir au plus grave de tous : la trachéotomie.

Pour la description de la méthode de déplacement et pour la ténotomie, j'aurais pu renvoyer aux ouvrages de Bonnet, dans lesquels j'ai puisé largement, mais pour éviter cette peine à mes lecteurs, j'ai cru bien faire de les reproduire.

1° *Déplacement.* — Pour les tumeurs qui tendent à passer derrière le sternum et qui compriment la trachée entre cet os et la colonne vertébrale, il faut employer le procédé du déplacement, trouvé ou plutôt heureusement appliqué plusieurs fois par Bonnet, qui a fait là-dessus un travail intéressant. Voici la description qu'on en trouve dans la *Gazette médicale* :

« Après avoir recommandé au malade de faire une forte expiration qui a pour but de dégager la tumeur de la place qu'elle occupe derrière le sternum ou la clavicule et de la faire saillir à la partie antérieure du cou, on la soulève avec les doigts de la main gauche placés entre le bord supérieur de la cet os et la partie inférieure du goître; on la maintient ainsi élevée dans un lieu qui ne gêne en rien la respiration. La tumeur maintenue avec les doigts, on y enfonce obliquement, de bas en haut et d'avant en arrière, de fortes épingles dont les têtes appuient sur le bord supérieur du sternum ou de la clavicule; et pour les empêcher de faire saillie en avant ou de s'échapper, on y attache des fils qui sont fixés sur les côtés du cou avec des bandelettes de linge imbibées de collodium. »

Si la tumeur ne pouvait être saisie avec les doigts, on pourrait avec un instrument piquant enfoncé immédiatement au-dessus du sternum et dans l'épaisseur même de la tumeur, la soulever en abaissant le manche de l'instrument sur la poitrine du malade.

« Pour la fixer dans cette position d'une manière durable, on applique sur un ou plusieurs points ou sur une ligne plus ou moins longue de la pâte de Vienne ; on enlève l'eschare et on met une ou ou plusieurs fois de la pâte de Canquoin. » On peut ainsi détruire complètement la tumeur.

Ce procédé a complètement réussi dans les observations III, IV, V, p. 772 du mémoire de Philippeaux.

2° *Débridement.* — Dans les cas où la tumeur n'agit que sur la partie cervicale de la trachée, le procédé que je viens de décrire ne peut être employé. Si les parties molles du cou sont fortement repoussées par la tumeur et paraissent tendues, il faut les débrider profondément par une incision médiane comprenant l'aponévrose cervicale et arrivant sur la tumeur. L'obs. XVI en fournit un exemple. Malheureusement ce n'est que sur le cadavre que ce procédé a été appliqué. La peau de la région sous-hyoïdienne était énormément distendue; les muscles de la région, par suite de la tension exagérée, étaient réduits à de simples lamelles musculeuses largement étalées. L'incision des téguments faite, la tumeur fit brusquement saillie en avant et la trachée reprit à peu près son calibre. Il y avait, par conséquent, la forte distension de la peau et la tension des muscles qui pouvaient et pourront, dans un pareil cas, servir d'indication. D'ailleurs, alors même que ce moyen ne ferait pas disparaître l'asphyxie, il ne nuira en rien pour l'emploi d'un procédé plus radical, je veux parler de la trachéotomie.

Sur le vivant, l'incision des parties molles n'a pas réussi entre les mains de M. Gosselin (obs. 7); il est vrai qu'il n'est pas question dans cette observation de la tension de la peau, et que l'incision des téguments a été le prélude d'une opération plus sérieuse. La tumeur elle-même était dure, comme pierreuse, et ne possédait pas la moindre élasticité.

3° *Ténotomie.* — La ténotomie des muscles sterno-mastoïdiens, dont la résistance est une des causes de compression, a été employée pour faire cesser des accès de suffocation. Le moyen est facile et si dans le cas qu'on a à traiter, on croit que la résistance musculaire est la cause des accidents, on doit faire la ténotomie. Si l'asphyxie ne cesse pas, on a alors recours à la trachéotomie. C'est ce que fit M. Gosselin dans l'observation VII, déjà citée. La ténotomie des sterno-mastoïdiens a été employée deux fois par Bonnet. « Dans le premier cas, il n'en a obtenu aucune espèce de résultat. Il l'attribue aux conditions déplorables où se trouvait la malade ; elle était âgée de 65 ans. La tumeur s'étendait jusqu'auprès du sternum, et il ne put couper le sterno-mastoïdien à sa partie inférieure. C'est là cependant le lieu qu'il faut choisir, s'il existait entre la tumeur et la clavicule un intervalle de 2 ou 3 centimètres où le muscle fut simplement soulevé. Il fut obligé de couper celui-ci vers le milieu du cou, c'est-à-dire dans un endroit où il est largement étalé sur la tumeur, et où l'on n'est jamais sûr de faire une section complète. Dans le deuxième cas, il avait affaire à un jeune homme qui portait un kyste comprimé par le sterno-mastoïdien droit. Comme la respiration était extrêmement gênée par suite de la compression de la trachée, Bonnet coupa par la méthode sous-cutanée ce muscle à la partie inférieure. Le résultat immédiat fut satisfaisant, car la tumeur fit saillie en avant et la respiration devint beaucoup plus libre (*Gazette médicale*, p. 771.) »

Dans *London Lancet*, 1839, 1840, on trouve aussi que Liston ayant un malade qui portait une tumeur du lobe gauche du corps thyroïde, et gênait considérablement la respiration pendant la nuit, fit la section des attaches du sterno-mastoïdien. La respiration devint immédiatement plus facile, et la trachée se replaça sur la ligne médiane.

4° *Ponction*. — Dans les cas de kystes du cou, l'indication la plus nette est l'évacuation du liquide, soit par simple ponction, soit par incision. Ce procédé a été employé dans les observations XIX et XXI. Dans le dernier cas le succès a été complet ; dans le premier, l'épaisseur des parois du kyste a empêché la poche de revenir sur elle-même et la compression trachéale a persisté. D'après M. Houël (thèse d'agrégation, p. 80), les kystes séreux siégent presque toujours d'un seul côté et déterminent bien plus souvent une déviation latérale qu'une compression d'avant en arrière ou bilatérale. Les recueils, dit-il, fourmillent d'observations dans lesquelles les phénomènes asphyxiques étaient tellement prononcés, que c'est à peine si le chirurgien a eu le temps d'arriver. Il cite deux cas de ponction immédiate faite par Dupuytren et Maunoir, avec succès. Ce dernier fait ainsi le tableau d'un cas dans lequel il n'a eu que le temps d'arriver auprès de la malade, qu'il trouva assise sur un fauteuil. La respiration était très-rare, stertoreuse; il y avait une perte absolue de sentiment et de mouvement; les extrémités étaient froides ; il y avait absence de pouls. La ponction faite, il sortit un liquide d'une couleur brune ; la respiration reparut. La science contient un assez bon nombre de faits analogues.

5o *Trachéotomie.* — L'asphyxie, dans les cas qui nous occupent, provient d'une diminution du calibre de la trachée ; la première idée qui vient à l'esprit du praticien est d'ouvrir ce canal au-dessous de l'obstacle. La trachéotomie, cependant, est rarement faite dans des cas semblables, les faits relatés dans les bulletins de la Société anatomique en sont une preuve. Il y a à cela deux raisons : la difficulté de l'opération et le succès tout à fait relatif qu'on peut en attendre. Dans tous les cas de tumeur cancéreuse, par exemple, on ne peut que prolonger la vie d'un temps très-limité ; c'est pourtant un devoir pour le médecin d'agir, et s'il hésite dans cette circonstance, c'est à cause de la difficulté de l'opération. Il faut avouer que les cas de mort sous le couteau et les opérations non terminées même par les chirurgiens éminents des hôpitaux, ne sont pas chose rare. Je vais tâcher de trouver les causes de ces insuccès et voir s'il n'y aurait pas moyen d'y parer. Car il n'y a pas que des tumeurs cancéreuses qui causent la mort par asphyxie. De simples kystes et parfois des anévrysmes du cou (obs. 3 et 5), dont la guérison peut être obtenue, entraînent aussi par suffocation une terminaison fatale.

Et d'abord disons qu'il est des cas où la trachéotomie est facile. Quand la tumeur siége sur le larynx ou sur les premiers anneaux de la trachée, on peut encore quelquefois sentir le canal aérien entre la tumeur et le sternum, et, dans ce cas, le point où l'on doit opérer est tout indiqué. Il faut toutefois ne pas oublier que plus on s'éloigne du larynx, plus la trachée s'éloigne de la partie antérieure du cou, en même temps que l'instrument tranchant est très-rapproché du tronc veineux brachio-céphalique gauche qui dépasse quelquefois le sternum.

Parfois la tumeur est unilatérale, et quand on sent bien la trachée sur un côté du cou, on peut faire l'opération avec assez de sûreté. Mais dans les cas de tumeur volumineuse occupant toute la partie trachéale du cou et enveloppant complètement le canal aérien, l'opération devient extrêmement difficile et souvent impossible. En cherchant la trachée à travers la masse morbide, on coupe d'énormes vaisseaux veineux gorgés de sang qui, par l'hémorrhagie considérable qu'ils donnent, empêchent l'opérateur de trouver son chemin et tuent le malade avant la fin de l'opération. Le galvano-cautère dans ces cas est d'une faible ressource et on ne l'a pas d'ailleurs sous la main. Alors même que grâce à des ligatures, à la compression ou à tout autre moyen, on modère l'hémorrhagie, le chirurgien n'est jamais sûr de trouver la trachée. Elle est à droite quand on la cherche au milieu ou à gauche et réciproquement. D'ailleurs, comment pénétrer sûrement dans un canal dont on ne connaît plus la forme et qui vous offre tantôt un angle plus ou moins aigu et sous des directions diverses, tantôt deux parois appliquées l'une contre l'autre. Aussi ne serais-je pas embarrassé de citer bon nombre d'éminents chirurgiens qui ont perdu le malade pendant l'opération, et, quelquefois, sans avoir trouvé la trachée. En pareil cas, il y a un procédé qui me paraît exempt d'accidents : c'est la laryngotomie thyroïdienne avec tubage de la trachée. En général, les tumeurs du cou laissant libre le cartilage thyroïde et, dans tous les cas, permettent de le sentir facilement.

Son incision sur la ligne médiane est chose simple, car il est superficiel, et l'on arrive ainsi sans encombre à la partie supérieure du rétrécissement trachéal dont on fait la dilatation. Ce procédé est d'ailleurs recommandé pour les rétrécissements de la trachée organiques, cicatriciels ou autres ; il est, ce me semble, aussi facilement applicable dans les cas de déformation par tumeur cervicale. On se sert, à cet effet, de la canule de Demarquay, ou d'une grosse sonde flexible en gomme élastique, dont le volume doit être celui des plus grosses sondes de l'urèthre. La canule de Demarquay est très-commode dans le cas où on peut se la procurer. Elle consiste en une canule longue, formée de quatre valves mobiles entre lesquelles on introduit un mandrin creux de volume variable. Faute de sonde ou de canule suffisamment longue, on pourrait faire la dilatation avec des pinces à pansement, qu'on maintiendrait écartées jusqu'à ce qu'on ait pu trouver un tube pour mettre à leur place. Jamain, tome II, page 355, dit que lorsqu'on a affaire à une déviation ou aplatissement de la trachée par une tumeur, il faut, si c'est possible, pratiquer la trachéotomie au-dessous de l'obstacle mécanique au passage de l'air. Il en est de même si le rétrécissement siége sur les premiers anneaux de la trachée. Mais si la coarctation est intra-thoracique, on conçoit que la trachéotomie faite, il faut agir sur le rétrécissement et essayer de le dilater, ou au moins d'y placer une canule. Demarquay, ajoute-t-il, a obtenu un succès à l'aide d'une canule spéciale qu'il put introduire dans le point rétréci. Il s'agissait dans ce cas d'un rétrécissement sans tumeur. Quoi qu'il en soit, il est évident que ce précepte de Jamain est bon aussi quand la laryngotomie faite, la coarctation siége au-dessous.

OBSERVATIONS.

Obs. I (personnelle). — Incurvation bilatérale. Mort sans opération.

M. Jean Louis, âgé de 16 ans, garçon marchand de vins, entré le 8 décembre 1873, à l'hôpital Lariboisière, dans le service de M. Panas, salle Saint-Honoré, n° 2, pour une tumeur du cou avec gêne de la respiration. Il a sur la ligne médiane, au-dessous du cartilage thyroïde, une tumeur non adhérente à la peau, occupant le milieu du cou et soulevant les sterno-mastoïdiens à leur partie inférieure. Elle est trilobée; au milieu et en avant est un lobe qui paraît surajouté à deux lobes latéraux. Mobile avec le larynx, elle cause un cornage très-fort et gêne la respiration. — La voix est entrecoupée: pas de dysphagie. — La face est pâle; les veines du cou peu gonflées. — Pas d'exophthalmie; rien au cœur.

Le cou a 27 centimètres de circonférence. La respiration est impossible dans l'extension ou même dans la flexion de la tête.

Le début de la tumeur remonte à un an et demi, mais la respiration n'est gênée que depuis un mois.

Le malade est né à Paris dont il n'est jamais sorti; ses parents ne sont pas goîtreux. Depuis un mois il se traite par les frictions iodées, et l'iodure de potassium à l'intérieur et cela sans aucun succès. Il est au contraire, dit-il, de plus en plus gêné pour respirer. Il marche bien, mais ne peut courir; le moindre effort lui occasionne un accès de suffocation.

M. Panas diagnostique un goître simple; il ordonne dix gouttes de teinture d'iode par jour dans la soupe et de la glace sur le cou.

Le 10, au matin, violent accès de dyspnée pendant la visite; les fausses côtes sont aplaties, le sternum fortement soulevé. Cette déformation persiste même après l'accès et est déjà ancienne. Le thorax en retombant violemment, produit un bruit de clapet venant probablement des liquides stomachaux.

L'accès s'étant calmé spontanément, on ne fait pas la trachéotomie et on remet au lendemain pour débrider la tumeur et l'attaquer par le caustique de Canquoin. Mais dans la nuit le malade a des rêves atroces, il se jette à bas de son lit et meurt avant que le veilleur n'ait eu le temps de m'appeler.

Autopsie. — Le surlendemain à l'autopsie, on constate une hypertrophie simple du corps thyroïde qui a le volume du poing. Il est bilobé avec saillie antérieure appartenant au lobe droit, et ayant fait croire à un lobe médian. La trachée est aplatie de deux côtés et incurvée; les huit premiers anneaux sont repoussés en dedans et se touchent par leur face interne ou muqueuse; c'est-à-dire, qu'il y a à droite et à gauche deux gouttières à concavité regardant en dehors et occupée par la glande. Ces deux gouttières forment en avant, par leur réunion, un éperon très-saillant. En arrière, elles laissent entre elles un pertuis encore assez large, par où se faisait la respiration. Les nerfs récurrents cachés entre le larynx et l'œsophage sont intacts. — Rien au larynx. — Rien aux plèvres. — Il y a sous le péricarde viscéral un pointillé sanguin. — Le facies était pâle. — Le thymus encore volumineux.

Obs. 2. (Bulletins de la société anatomique tôme VII, page 53, 1re série) Cancer du thyroïde. — Aplatissement du larynx d'avant en arrière. M. Sestié

M. Sestié présente les lésions organiques trouvées sur une femme, âgée de 55 ans, qui a succombé dans la maison royale de santé, dans le service de M. Duménil. Cette malade avait depuis plusieurs mois senti se développer au cou et surtout sur la ligne médiane, différentes tumeurs qui déterminaient dans le larynx et la trachée des picotements incommodes, accompagnés de dyspnée et d'un sentiment de constriction à la gorge. Ces symptômes allèrent en augmentant : une congestion cérébrale et faciale, une infiltration œdémateuse de la face, du cou et des membres supérieurs, et plus tard tous les signes d'une asphyxie s'aggravant par degrés, tels furent les symptômes observés pendant la vie. Toute opération étant jugée inutile, un traitement palliatif qui ne pouvait prolonger la vie de la malade que de quelques jours fut mis en usage; quelques mouchetures aux régions distendues par la sérosité, des sangsues aux apophyses mastoïdes, des saignées générales. Cependant la maladie marchait toujours et bientôt elle se termina par la mort par suffocation.

Autopsie. — Cerveau sain. — Les deux lobes du corps thyroïde, surtout le droit et la portion médiane ou isthme sont transformés en une matière dure, compacte, criant sous le scalpel, d'un jaune verdâtre, d'apparence fibreuse en quelques points et squirrheuse dans d'autres; les ganglions voisins sont augmentés de volume. — Larynx comprimé d'avant en arrière et sur sa partie médiane par l'isthme épaissi et endurci; sa cavité est tellement rétrécie qu'elle ne permet pas l'introduction du petit doigt poussé avec force. — L'oreillette droite, la veine cave supérieure, les veines thyroïdiennes sont occupées par une masse de même nature que les tumeurs antérieures. On y trouve des caillots fibrineux disposés par couches, les uns décolorés, les autres d'un rouge foncé. — Pas d'infiltration dans les membres.

Obs. 3 (Bulletins de la Société anatomique, t. XI, p. 47, 1re série). — Anévrysme du tronc brachio-céphalique. Mort par suffocation. Trachée triangulaire à sommet postérieur. Boinet.

Résumé. — Cléry, 57 ans. — La respiration parait gênée, l'expiration est sifflante, la voix voilée. Toux fréquente et revenant par quintes pendant lesquelles la face se congestionne fortement. La trachée fortement comprimée par la tumeur est refoulée à gauche, et répond à l'articulation sterno-claviculaire de ce côté.

Mort par suffocation malgré la ligature de la sous-clavière. La trachée et l'œsophage considérablement déviés à gauche, adhérents à la tumeur, sont perforés et offrent des altérations importantes à noter.

Dans le larynx au-dessous des cordes vocales, se trouvent réunies des mucosités qui remplissent ce canal, ainsi que celui de la trachée, dont la membrane interne est très-enflammée. On note dans plusieurs endroits des points rougâtres, et de plus une petite perforation allongée, dont le fond est noirâtre comme le fond des vertèbres auxquelles elle correspond. Cette perforation se trouve au niveau de celle de l'œsophage. A un demi-pouce du cartilage cricoïde, la trachée-artère est fortement aplatie dans le reste de son étendue, et offre la forme d'un triangle dont l'angle aigu serait à sa partie postérieure, dans l'endroit où les cerceaux cartilagineux cessent et sont remplacés par une membrane fibreuse ; la membrane muqueuse à la fin de la trachée a un aspect noirâtre, ardoisé, avec des points assez semblables à des follicules dilatés : des mucosités et des crachats épais sont arrêtés dans les bronches.

Obs. 4 (Bulletins de la Société anatomique, t. XVI, p. 128, 1re série).— Dégénérescence encéphaloïde du corps thyroïde. Mort par suffocation. Trachée triangulaire à sommet postérieur. Gaubrie.

Résumé. — Fauvin, 56 ans, couturière. — Tumeur oblongue transversalement, dont le bord inférieur était éloigné d'un pouce environ de la fourchette du sternum. Son diamètre transversal avait deux pouces, et le vertical un et demi. Elle faisait une saillie très-prononcée en avant sur la ligne médiane et sur les côtés. Ses parties latérales étaient recouvertes par les faisceaux sternaux des sterno-mastoïdiens.

Accès de suffocation fréquents de une à cinq minutes de durée ; inspiration sifflante, prolongée ; expiration longue, difficile ; calme après les accès. Plus tard la suffocation devient continue, l'inspiration longue, difficile, sifflante ; l'expiration courte et facile. On n'opéra pas à cause de la prostration et du cancer utérin.

Autopsie. — La portion de la trachée contenue dans la tumeur n'était pas altérée dans sa structure, ni pénétrée par le cancer ; son calibre était seulement rétréci. Les extrémités des cerceaux cartilagineux étaient contiguës et la membrane musculo-fibreuse tendue entre ces extrémités dans l'état normal, était plissée longitudinalement et réduite au volume d'un cordon sans autre lésion matérielle; plus bas la trachée reprenait son ampleur par le déplissement de cette membrane.

La mort fut attribuée à l'irritation des récurrents. La pièce est au musée Dupuytren. — Appareil de la respiration, n° 12.

Obs. V (Bulletins de la Société anatomique, t. XXIII, p. 28, 1re série). — Anévrysme de la sous-clavière droite. Trachée aplatie d'avant en arrière. Saint-Clivier.

La trachée a été comprimée contre la colonne vertébrale par la dilatation du tronc innominé de l'aorte, à cinq centimètres au-dessous du cartilage cricoïde; trois cerceaux trachéens sont enfoncés vers l'intérieur du canal aérien et diminuent sa capacité. La branche droite d'autre part est un peu aplatie par l'aorte ascendante.

Obs. VI (Bulletins de la Société anatomique, t. II, p. 145, 2e série). — Hypertrophie du corps thyroïde. Trachée coudée et aplatie latéralement. Binet.

La trachée est déviée à droite, coudée au niveau de ses premiers anneaux; elle offre une convexité droite et une concavité gauche; le segment gauche des anneaux est refoulé à l'intérieur du conduit, ce qui enlève à la trachée près de la moitié de son calibre.

Obs. VII (Bulletin de la Société anatomique, t. VI, p. 162, 2e série). — Tumeur du corps thyroïde. Asphyxie. Section du sterno-mastoïdien droit. Trachée coudée et aplatie latéralement. Tirman.

Fanny D..., 32 ans. — Elle a au cou une tumeur qui occupe une étendue transversale de 14 centimètres. Cette tumeur est située sur la ligne médiane et est divisée en deux parties qui semblent distinctes l'une de l'autre; la plus interne est dure, lisse, arrondie, la plus externe est bosselée et plus molle.

Suffocation, dysphagie, affaiblissement du murmure respiratoire.

2 mars, section des deux faisceaux du sterno-mastoïdien droit, pas d'amélioration. Incision de l'aponévrose cervicale sur la ligne médiane, pas d'amélioration.

Le 4. Séton pour attirer la tumeur en avant et faire suppurer.

Soir. Trachéotomie par M. Gosselin. Le bistouri est arrêté par un tissu dur et comme calcaire qui ne permet pas d'arriver sur la trachée. La malade succombe pendant l'opération.

La trachée déviée de sa direction normale décrit une courbe à convexité tournée à gauche; elle est fortement comprimée de droite et de gauche, depuis le premier cerceau cartilagineux jusqu'au tiers inférieur.

Obs. VIII (Bulletin de la Société anatomique, t. IX, p. 104, 2e série). — Anévrysme de la crosse de l'aorte. Déviation et aplatissement de la trachée. (Dugué.)

P. L..., couturière, 32 ans. Essoufflement depuis plusieurs années à la moindre occasion, avec enrouement, dyspnée, congestion de la face, quintes de toux. [illegible]. Le 15 avril, jour de son entrée, dyspnée violente, voix voilée avec cornage, murmure vésiculaire sifflant dans l'inspiration. Mort le 19.

La trachée est fortement déjetée à droite de la tumeur et appuyée sur elle; elle est aplatie transversalement et son calibre est diminué des deux tiers environ. En la tirant en avant les cerceaux cartilagineux, les deux parois latérales s'appliquent l'une contre l'autre, de sorte que l'élasticité de ces organes maintenait béante la trachée. Les cartilages sont déprimés mais non détruits. Le récurrent gauche offre une congestion considérable.

Obs. IX (Bulletins de la Société anatomique, t. XII, p. 92, 2e série). — Tumeur kystique du corps thyroïde. Déviation et aplatissement latéral de la trachée. Chantreuil.

1° Déviation latérale vers la droite.

2° Aplatissement latéral à concavité tournée à gauche.

Mort le lendemain de son entrée avec pneumonie, tubercules, suffocation.

Obs. X (Bulletins de la Société anatomique, t. XIV, p. 206, 2e série). — Tumeur ganglionnaire épithéliale du cou. Trachée comprimée en deux points différents. Rendu.

Bachot, 55 ans. Tumeur du volume d'un œuf de poule au-dessus de la clavicule droite. Dilatation veineuse. Petite tumeur à gauche se prolongeant dans le médiastin. Toux légère. Augmentation de la tumeur, voix rauque, dysphagie, inanition.

Autopsie. Vaisseaux et nerfs comprimés, trachée rétrécie sur deux points différents.

Obs. XI (Bulletins de la Société anatomique, t. XIV, p. 527, 2e série). — Tumeur du corps thyroïde développée très-rapidement. Aplatissement unilatéral du larynx. Castiaux.

Femme de 85 ans. Tumeur de 41 centimètres de diamètre repoussant fortement du côté gauche l'os hyoïde et le larynx qui paraît écrasé. Toute la moitié droite du cartilage est rapprochée de ligne médiane; les cordes vocales sont fort rapprochées et la lumière du larynx diminuée de moitié. Rien à la trachée.

Obs. XII (Bulletins de la Société anatomique, t. VII., p. 447, 3e série.— Corps étranger de l'œsophage sans obstruction de ce canal. Compression d'arrière en avant de la trachée. Cauchois.

Résumé. A. T..., 27 ans, fut pris dans les premiers jours d'avril 1872, d'une toux légère sans fièvre, puis la voix devint rauque, voilée par instants, en même temps que la gêne de la respiration allait s'accroissant et devenait une dyspnée des plus pénibles. Le 25 août, dans le service de M. Millard, on constate que la déglutition n'est pas gênée, que le lobe droit du thyroïde offre presque le développement d'un œuf de poule et descend jusqu'à la fourchette sternale. Le gauche est également hypertrophié, moins cependant que le droit. Ces deux lobes sont mobiles et ne paraissent pas comprimer la trachée.

A distance, le malade fait entendre un véritable cornage. L'inspiration est pénible et incomplète; l'expiration est facile. Cyanose. Pas de véritable accès de suffocation; de temps à autre cependant recrudescence de dyspnée, pas de diagnostic.

Mort presque subite pendant les efforts faits pour aller à la garde-robe. La partie cervicale de la trachée décrit une légère courbe à concavité tournée à droite et correspondant au lobe droit du corps thyoïde hypertrophié. Son calibre en avant ne parait que légèrement déprimé. L'arbre aérien une fois ouvert, on constate que la paroi postérieure de la trachée au niveau des quatre premiers anneaux, fait une saillie notable du volume d'une noisette, oblongue longitudinalement, et arrive presque au contact de la paroi antérieure, légèrement déprimée par le goître. Pendant les derniers instants de la vie, la lumière de la trachée a dû se trouver complètement obstruée à cet endroit. Dans l'œsophage on trouva, au-dessous du cricoïde, une excavation creusée sur le bord droit de la paroi antérieure dans laquelle était un corps étranger ressemblant grossièrement à un os palatin. Cet os, maintenu par les inégalités de sa surface laissait libre le canal œsophagien et repoussait en avant la paroi postérieure de la trachée.

Obs. XIII Bulletins de la Société anatomique, t. VIII, p. 86, 3e série). — Kyste du corps thyroïde. Mort par asphyxie. Déviation et aplatissement trachéal de la trachée. Pasturaud.

Le larynx et la trachée repoussés à droite formaient une courbe dont la concavité enclavait le bord droit de la tumeur qui s'était bien visiblement développée dans le lobe gauche. La trachée avait été aplatie transversalement, mais le rétrécissement ainsi produit, permettait encore la libre arrivée de l'air dans les poumons. Il y avait aussi une pleurésie.

Obs. XIV (Bulletins de la Société anatomique, t. VIII, p. 308, 3e série). — Kyste du corps thyroïde. Trachée déviée et aplatie latéralement. Remy.

Femme de 18 ans, kyste du corps thyroïde traité par le drainage. Infection purulente. La tumeur développée dans le lobe droit comprimait la trachée qui est refoulée du côté gauche et aplatie latéralement.

Obs. XV (Thèse Bonnaud, Paris 1855, p. 40). — Tumeur du corps thyroïde. Aplatissement bilatéral de la trachée.

J. M..., 15 ans, tumeur du cou depuis un an. Respiration pénible, stertoreuse, inspiration sifflante. Mort.

Les sterno thyroïdiens et sterno mastoïdiens sont aplatis et amincis; la trachée est comme enchâtonnée dans la tumeur, elle est aplatie latéralement à la manière d'un fourreau de sabre dans une étendue d'un pouce et demi. Vers le milieu de cette partie déformée, le canal aérien présente à peine une ligne d'épaisseur à la partie antérieure et une ligne et demie à la postérieure. Les parties de la trachée voisines de la portion rétrécie ont la forme de deux entonnoirs dont l'inférieur serait renversé. La tumeur de la thyroïde incisée dans tous les sens ne présente aucune altération des tissus, elle pèse environ une livre.

Obs. XVI (Bonnaud. Thèse Paris, 1855, p. 22). — Tumeur comprimant le larynx et la trachée-artère. Mort subite par suffocation. Hernie de la tumeur après l'incision des téguments. Calibre du canal aérien reprenant ses dimensions normales.

Au mois de juillet 1852, une femme de 30 ans, incommodée d'un goître depuis plusieurs années, entre à l'hôpital Saint-Antoine dans le service de M. Chassaignac. La tumeur, qui avait des dimensions assez considérables, avait déjà provoqué chez cette malade à plusieurs reprises des accidents de suffocation. C'est pour remédier à ces accidents que cette femme entre à l'hôpital. Elle y est traitée par l'iode à l'intérieur, mais la gêne de la respiration augmente, les accès de suffocation se rapprochent de plus en plus; enfin un matin, sans que personne autour d'elle s'en aperçoive, elle est prise subitement d'un dernier accès qui l'emporte.

A l'autopsie on constate les faits suivants; la peau de toute la région sous-hyoïdienne est énormément distendue; les muscles de la région, par suite de la tension exagérée, étaient réduits à de simples lamelles musculeuses largement étalées. Le corps thyroïde ainsi maintenu comprimait le canal aérien au point de réduire presque à rien son calibre.

En coupant la trachée-artère à sa partie inférieure et en y introduisant le doigt, on a pu constater ce rétrécissement. Dès que l'incision des téguments fut faite, la tumeur fit brusquement saillie en avant, et la trachée reprit à peu près son calibre. Si avec la main on remettait la tumeur en place, le calibre du canal était de nouveau obstrué. Frappé de cette pression toute mécanique exercée par les tissus sur la glande, M. Chassaignac émit l'opinion que le débridement de la peau et des muscles eût peut-être dans ce cas sauvé la malade.

Obs. XVII (Cognes. Thèse de Paris, 1874, p. 36). — Tumeur ganglionnaire. Compression de la trachée d'arrière en avant.

Blanc, 46 ans, cuisinier, entre à l'hôpital de la Charité au mois de janvier 1873. Habitus extérieur mauvais, face grippée, yeux enfoncés, teint livide et cyanosé. Les narines du malade sont fortement distendues ; son dos est soutenu par plusieurs coussins, et malgré tout une oppression excessive se manifeste. La respiration est rude, bruyante à distance, sa voix est rauque et voilée ; il tousse et éprouve de violents accès de suffocation ; pouls égal et régulier.

Voici maintenant ce que nous apprend un examen plus approfondi. La région antérieure du cou n'est point sensible au toucher. A l'auscultation du larynx, on perçoit un double bruit très intense, plus marqué et plus rugueux pendant l'inspiration. Le phénomène se prolonge du côté des bronches et principalement dans la bronche droite. On constate dans cette région un peu de submatité. Le murmure respiratoire est diminué d'une manière générale. M. le Dr Lépine ayant examiné l'œsophage, a trouvé que ce conduit est considérablement rétréci à une profondeur de 18 centimètres. En effet, une olive de 3 millimètres de diamètre peut à peine le traverser à cet endroit. Au laryngoscope on a pu découvrir une paralysie de la corde vocale gauche.

Le malade dit avoir contracté la syphilis il y a 20 ans ; depuis il a été assez souvent enroué, mais ce n'est que depuis peu que ces symptômes effrayants se sont manifestés. Il a énormément maigri.

On conclut à l'existence d'une tumeur qui, située dans le sillon de la trachée et de l'œsophage, comprenait à la fois les deux canaux et le nerf récurrent logé dans l'interstice. Au bout de très-peu de jours le malade meurt de suffocation.

A l'autopsie, on trouve une tumeur ganglionnaire du volume d'un gros œuf de pigeon, située du côté gauche de la poitrine. A son niveau, l'œsophage est déjeté de côté ainsi que la trachée. Celle-ci au lieu d'être circulaire à sa partie postérieure et gauche, est fortement pressée et en quelque sorte remplie par la tumeur. Le nerf récurrent gauche est aussi comprimé et réduit en une masse informe et grisâtre comme la tumeur elle-même. Il y a là des traces de dégénérescence bien marquée.

Obs. XVIII (Thelliez. Thèse de Paris, 1862). — Hypertrophie du corps thyroïde. Aplatissement de la trachée d'arrière en avant.

Le corps thyroïde avait repris, pendant la grossesse, à peu près le volume d'un cerveau d'adulte et avait englobé dans son intérieur les deux carotides, les nerfs pneumogastriques et la trachée. Cette masse était divisée en trois lobes, dont deux seulement apparaissaient à l'extérieur, quoique ce lobe moyen fût placé entre eux. La trachée était aplatie; son diamètre antéro postérieur n'excédait pas 3 millimètres, le bilatéral 2 centimètres. Cet aplatissement commençait au-dessous du larynx et se prolongeait dans presque toute l'étendue de ce canal.

Obs. XIX (Thelliez. Thèse de Paris, 1862). — Kyste du corps thyroïde. Déviation et aplatissement unilatéral de la trachée. Mort par asphyxie.

En 1857, est entré dans le service de Velpeau une femme de 28 ans bien constituée : elle a à gauche et en avant du cou, une tumeur grosse comme une noix dont elle n'avait jamais souffert. Il y a deux ans les règles furent précédées et accompagnées de dyspnée avec sensation de strangulation au larynx, en même temps que la tumeur augmentait de volume. Puis la dyspnée devint permanente, la voix s'altéra. A son entrée à l'hopital, tuméfaction considérable de la région du cou, peau normale, quelques veines dilatées à la surface. La tumeur n'a pas d'adhérence considérable ; elle s'étend de la mâchoire au sternum. Respiration sifflante. Au toucher, cette tumeur donne la sensation d'une vessie à parois épaisses, distendue par un liquide. Pas de fluctuation évidente, ni souffle, ni battements. Absence de céphalalgie et de vertige; déglutition des aliments solides difficiles. Velpeau fait une ponction avec un trocart à hydrocèle : écoulement de sang liquide, rutilant. La tumeur ne diminue pas sensiblement. — Injection iodée. — Le lendemain dysphagie complète; respiration bruyante, saccadée, interrompue; voix rauque. Agitation et délire. Deux jours après, tous ces symptômes alarmants augmentent. L'asphyxie est imminente. Incision de la poche faite sur l'ordre de Velpeau ; elle donne issue à des caillots sanguins. Le doigt introduit dans la poche reconnaît la trachée qui ne paraît pas comprimée. La respiration semble un peu plus libre, mais bientôt la malade tombe dans l'agitation, le délire et meurt sans accès de suffocation. A l'autopsie, on trouve une vaste poche sur le côté gauche de la trachée et de l'œsophage. Déviation à droite et aplatissement latéral de la trachée ; son calibre est presque diminué de moitié. Les parois du kyste étaient très-épaisses et n'avaient pas pu revenir sur elles-mêmes.

Obs. 20 (Thelliez. Thèse de Paris, 1862, observation tirée des Arch. gén. de méd., par Beck de Fribourg). — Kyste du corps thyroïde. Compression de la trachée. Incision du kyste. Guérison.

Un jeune homme de 23 ans, avait une tumeur au côté droit du cou depuis 6 ans. Elle s'accrut tout à coup et devint douloureuse. Déglutition et respiration gênées ; la tumeur a le volume du poing, le muscle sterno-mastoïdien est déjeté et le larynx dévié à gauche.

Les bords du kyste sont mal limités, sa partie inférieure se dirige vers le sternum et s'enfonce derrière cet os. Les symptômes de compression deviennent alarmants, la tumeur augmente ainsi que la difficulté de respirer. Accès de suffocation, respiration difficile, céphalalgie, épistaxis, congestion vers la tête. Incision dans la partie déclive de la tumeur ; écoulement d'un liquide filant et diminution sensible des accidents.

Inflammation, suppuration, guérison trois semaines après.

Obs. 21. (Thelliez. Thèse de Paris, 1862). — Kyste du corps thyroïde. Compression de la trachée. Ponction. Guérison.

Il s'agit d'un homme opéré d'un kyste qui, depuis quelques semaines, augmentait considérablement de volume. Les accidents du côté de la respiration et de la déglutition étaient alarmants. Le lobe gauche avait doublé de volume ; on y sentait une fluctuation obscure. Incision du kyste et excision d'une partie de la paroi. Cette opération soulage immédiatement le malade. Guérison complète cinq semaines après.

Obs. 22 (Thelliez. Thèse de Paris, 1862 — Tumeur du corps thyroïde Compression de la trachée. Trachéotomie. Mort.

Au mois de juin 1860 est entré dans le service de M. Michon, à la Pitié, un homme de 36 ans, d'une bonne constitution ; il est dans un état de gêne considérable de la respiration. Le lendemain à la visite du matin, les yeux sont injectés, la face et les lèvres sont violacées ; le pouls est à peine perceptible, la respiration est sifflante surtout au premier temps ; il y a aphasie complète depuis quatre jours.

Le malade présente à la partie antérieure du cou une tumeur bosselée d'une consistance pierreuse ; elle date de six ans. Molle au début, elle était d'un volume plus considérable que celui qu'elle occupe actuellement ; il y a 8 mois que cette tumeur a commencé à le gêner par une dyspnée et plus tard par quelques accès de suffocation. Elle a diminué de volume depuis cette époque ; elle est ronde, un peu aplatie d'avant en arrière et va de la base du larynx à un travers de doigt au dessus du sternum. Elle ne paraît pas avoir d'adhérences avec les muscles sterno-mastoïdiens ni avec la peau du cou, et elle adhère cependant assez intimement avec les parties parties profondes. Elle suit les mouvements du larynx. La peau qui la recouvre est sillonnée de nombreuses veines dilatées.

En présence de l'asphyxie qui menace la vie du malade, Michon se décide à pratiquer la trachéotomie. A peine a-t-il fait une première incision qu'il est inondé de sang et obligé d'abandonner l'opération. Le malade est pansé avec de l'amadou et peu de temps après l'hémorrhagie s'arrête ; mais les symptômes d'asphyxie augmentent et le malade meurt dans la journée.

L'autopsie ne fut point faite.

Obs. 23 (Thèse Thelliez). — Tumeur du corps thyroïde. Mort par asphyxie. Aplatissement de la trachée d'avant en arrière.

Un homme de 60 ans portait un goître ancien. Quand le Dr Sacchi le vit, il avait la peau jaunâtre, la respiration difficile, une toux avec crachats puriformes; en même temps il portait à la partie moyenne du cou une tumeur bosselée, grosse comme le poing, aplatie d'avant en arrière, recouverte de veines nombreuses, adhérente à la peau, aux muscles voisins et aux parties profondes; sa dureté était analogue à celle de la pierre. Douleur profonde avec exacerbation, dyspnée très-grande, accès de suffocation, mort par asphyxie.

Autopsie. — Muscles sterno-thyroïdiens et sterno-hyoïdiens adhérents à la tumeur; leurs fibres étaient indurées et jaunâtres là où il existait des adhérences. La tumeur étaient intimement unie à toutes les parties molles qui l'avoisinaient, mais surtout à la terminaison du larynx et au commencement de la trachée; ce conduit était déprimé d'avant en arrière, sa membrane muqueuse épaissie, rouge, enduite d'un mucus tenace dont la cavité des bronches était remplie.

Obs. 24 (Bonnet. Traité des matières tendineuses, p. 586).— Tumeur du corps thyroïde. Déformation triangulaire de la trachée.

Une femme, âgée de 52 ans, entra à l'Hôtel-Dieu de Paris, le 5 août 1831 dans le service de M. Récamier. elle portait au-deuant du cou une tumeur du volume d'une tête d'enfant. Elle avait aussi du côté de l'aorte quelques signes qui faisaient soupçonner un anévrysme. La respiration était gênée. Elle mourut quelques jours après avec tous les symptômes de l'asphyxie.

Autopsie. — La tumeur du cou était recouverte par les muscles de cette région qui sont placés au-devant et sur les côtés de la glande thyroïde, et qui, étalés en forme de membrane résistante, en recouvraient les parties latérales et antérieures. Ils avaient conservé toute leur épaisseur. Le tissu cellulaire qui les unissait à la tumeur était si lâche que je pus les en séparer avec le doigt. Le kyste isolé avait le volume du poing. La trachée artère avait une forme à peu près triangulaire dans la partie qui, dans l'état normal, correspond à la thyroïde. La membrane muqueuse offrait quelques pointillés rouges.

C'est en faisant cette autopsie que Bonnet se demanda si la ténotomie n'était pas indiquée. Il la tenta quelques années plus tard.

Obs. 25 (Bulletin de la Société anatomique, t. X, 3e série, p. 137). — Cancer de la trachée. — Trachée retrécié et en forme de croissant à concavité postérieure. Oulmont, interne des hôpitaux.

Cauchois, Eugène, âgé de 70 ans, cuisinier, entre le 28 janvier à l'hôpital Lariboisière, salle Saint-Landry, n° 22. Le malade a joui jusqu'au dernier temps d'une santé excellente; et c'est à deux mois seulement que remonte le début des accidents que l'on constate aujourd'hui. Au commencement de décembre, apparaît, après un refroidissement, un rhume intense, avec quintes de toux fatigantes et répétées, crachats blancs, aérés, parfois manifestement sanguinolents. Quinze jours après, la voix devient enrouée, par moments éteinte, la respiration serrée, bruyante, avec cornage inspiratoire; en même temps il y a dyspnée, allant souvent jusqu'à l'orthopnée.

Le malade entre dans cet état le 28 janvier. Il est grand, très-obèse, très-pâle. Nous le trouvons dans le décubitus dorsal. Sa voix est complètement éteinte; sa respiration assez précipitée (30-32 par minutes). Les deux temps de la respiration sont accompagnés d'un bruit de cornage très-aigu à l'inspiration; rauque et moins sonore à l'expiration, assez intense pour qu'on l'entende dans toute la salle. Le malade ne se plaint pas actuellement d'oppression; dans le calme complet même, il ne ressent aucun malaise; la dyspnée vient par accès d'une à plusieurs heures de durée, après les émotions, les mouvements, la fatigue que provoquent les explorations.

Il y a en même temps des quintes de toux prolongées et violentes. L'expectoration est assez abondante, muco-aérée et teintée d'un sang brunâtre. La déglutition, facile pour les liquides, est parfois gênée pour les aliments solides, qui ne peuvent être avalés qu'après plusieurs mouvements de déglutition. Pas de fièvre; toutes les fonctions se font normalement.

La palpation du cou ne donne aucun renseignement; pas de déviation de la trachée, pas de tumeur, ni d'engorgement des ganglions de la région hyoïdienne et sus-claviculaire. Les carotides ne sont pas soulevées, et il n'y a aucune trace de stase dans la circulation encéphalique.

La palpation de la poitrine en avant est tout aussi infructueuse; pas de matité sous-sternale pouvant indiquer une tumeur du médiastin. Le cœur est régulier; ses bruits sont normaux; le pouls est bien frappé, mais fréquent, sans trace d'athérome, égal et simultané des deux côtés. En arrière, on cherche en vain sur les côtés du rachis des points de matité qui pourraient indiquer la présence d'une tumeur ou de ganglions. Sonorité partout, mais respiration faible, quoique entendue dans toute l'étendue des poumons, et partout couverte par des râles ronflants. Le lendemain 29, la malade est examinée au laryngoscope. Aucune tumeur n'apparaît dans la glotte; mais lorsqu'on commande au malade de aire : ah! la corde vocale droite reste à peu près immobile, et paraît paralysée.

En présence de ces symptômes, et en l'absence d'autres signes physiques, on pense à la compression du récurrent droit par une tumeur probablement anévrysmale siégeant au niveau de la crosse de l'aorte, ou du tronc brachio-céphalique.

Potion avec lobelia-inflata ventouses sèches.

Ces symptômes persistent avec peu de variation, jusqu'au 4 février. Ce jour-là on fait au malade une saignée de 300 grammes.

Le 5. L'état s'améliore, la voix est par moment un peu distincte, le cornage disparaît dans le calme complet, et si le malade s'agite un peu, ne reparaît qu'à l'inspiration. Pas de dyspnée.

L'amélioration persiste le 6 et le 7 et diminue à partir du 8; mais le 10, le malade est pris dans la journée de suffocation intense. Le cornage reparaît aux deux temps de la respiration, le pouls est petit, fréquent. On ne constate cependant rien de nouveau dans les poumons, et le malade meurt dans la nuit.

Autopsie. — Le foie, de volume normal, est jaune à la coupe, et manifestement gras. La rate, très-diffluente se déchire sous le doigt. Les reins sont sains, avec de petits kystes à la surface. L'estomac est sain.

Les poumons présentent de l'emphysème à leur bord antérieur et au sommet, ils sont congestionnés, mais surnagent.

La trachée n'offre aucune espèce de déformation ou de déviation, sur ses parois latérales sont situés profondément quelques ganglions gros comme des noisettes.

En arrière de la trachée, remontant jusqu'au premier anneau, siége une tumeur du volume environ d'un œuf de poule, qui déborde un peu sur la surface latérale droite du tube trachéal. Cette tumeur repousse en arrière l'œsophage dont la courbure normale est plus accusée, et dont le conduit est rétréci au point que sur le cadavre, les parois sont en contact. Elle se confond par son prolongement droit sur le corps thyroïde dont le lobe droit présente à sa base une induration du volume d'une noix. En sectionnant la trachée par sa face antérieure, on trouve une tumeur du volume d'une amande, dont le sommet répond à la base du cartilage cricoïde, rétrécissant le conduit trachéal de façon à lui donner la forme d'un croissant à concavité postérieure. La muqueuse est saine à son niveau. Cette tumeur se confond avec la grosse tumeur rétro-trachéale. Les paquets vasculo-nerveux sont libres de chaque côté.

La tumeur est dure, résistante, à la coupe s'écoule un suc laiteux, abondant, dans lequel le microscope découvre une foule de grosses cellules à forme irrégulière, avec un ou plusieurs noyaux son tissu est blanc grisâtre, légèrement granuleux, criant sous le scalpel.

Cette tumeur se confond absolument, en arrière, avec la paroi antérieure de l'œsophage, dont la muqueuse reste cependant intacte; en avant avec la paroi postérieure de la trachée dont le scalpel ne peut la séparer. Enfin au niveau du noyau décrit dans le corps thyroïde, il y a envahissement de cette glande par le néoplasme.

En disséquant les terminaisons des récurrents, nous trouvons le récurrent droit au-dessous du muscle crico-arythénoïdien postérieur, englobé dans le bord supérieur de la tumeur, sur une étendue que nous n'avons pu préciser, l'union étant assez intime pour qu'on ne puisse essayer la dissection du nerf sans craindre de le couper. A gauche, le récurrent est aussi englobé dans un ganglion dont le tissu présente des altérations analogues à la tumeur.

Obs. 26 (Bulletins de la Société anatomique, t. X, 3e série, p. 169). — Epithélioma de l'œsophage. Dégénérescence ganglionnaire. Déformation et pénétration de la trachée par le néoplasme. Trachéotomie. Mort. Jiembicki, interne des hôpitaux.

D., chaudronnier, âgé de 42 ans, mort à l'hôpital Saint-Louis, (service de M. Péan).

Cet homme avait été bien portant jusqu'à l'automne de 1874. A cette époque il éprouva des accès de toux nocturnes, très-rebelles, auxquels sont venus se joindre bientôt quelques phénomènes de dysphagie.

Peu à peu survint de la dyspnée, la toux devint incessante, et le malade vit se développer au côté gauche du cou une tuméfaction dure et bosselée. Des douleurs lancinantes ne tardèrent pas à se manifester dans l'épaule correspondante, et l'état général commença à s'altérer.

Ne pouvant plus manger, ni respirer, cet homme se décide à entrer à l'hôpital le 27 février 1875. La situation est fort grave. Il éprouve des accès de suffocation aussitôt qu'on essaie de l'examiner, et même en dehors de ces crises provoquées, la respiration est constamment difficile, bruyante, accompagnée de cornage et de quintes de toux.

L'auscultation ne révèle que de la bronchophonie.

Les plus fines olives ne peuvent franchir la première portion de l'œsophage. Cet organe n'est pas seulement rétréci, mais surtout dévié de sa position normale, car les liquides passent avec facilité. Du reste jamais de vomissements, ni de régurgitation.

L'épaule gauche, siége de douleurs paroxystiques, n'offre ni hyperesthésie, ni atrophie musculaire.

La pupille du même côté est fortement contractée.

Le pouls est le même dans les deux radiales.

Quant à la tumeur qui semble être la cause déterminante de tous ces accidents, elle est immobile, manifestement ganglionnaire. Elle occupe les régions sterno-mastoïdienne, sus-claviculaire gauche et sterno-mastoïdienne droite.

En présence de ces symptômes, de leur enchaînement, des progrès de la dénutrition, le diagnostic suivant est posé.

Lésion organique de l'œsophage, dégénérescence secondaire des ganglions et par suite compression des organes de la région cervicale.

Le 3 mai au soir, la trachéotomie fut décidée.

L'opération débuta parfaitement; le chirurgien et les assistants furent surpris de ne point entendre le bruit caractéristique produit habituellement par le passage de l'air après l'ouvertnre de la trachée.

Le dilatateur fut introduit de suite, mais presque aussitôt le malade succomba asphyxié.

La pensée nous vint que le sang avait pénétré dans les bronches une aspiration buccale faite avec une longue canule, n'eut aucun effet. L'on remarqua seulement que l'introduction de cette canule avait été fort pénible.

Portant alors le doigt dans la trachée, nous vîmes qu'elle était obstruée par une tumeur qui avait dû jouer un grand rôle dans l'issue de l'opération.

A l'autopsie on vit qu'il s'agissait bien d'un ulcère cancéreux de la partie moyenne de l'œsophage; l'engorgement ganglionnaire comprimait et refoulait ce canal ainsi que la trachée, de telle sorte que cette dernière devait se présenter au bistouri par sa face latérale droite devenue antérieure.

Un prolongement de la masse dégénérée avait pénétré jusque dans l'intérieur du conduit aérien, et placé de champ, obstruait d'avant en arrière la portion droite de son calibre sur une largeur de 5 centimètres à partir du cartilage cricoïde. Il s'en suivait qu'à ce niveau l'air ne passait plus que par un conduit rétréci de moitié.

L'incision tomba sur cette masse intra-trachéale, et tous les efforts que l'on fit, soit pour introduire le dilatateur, soit pour placer la canule, ne pouvaient avoir d'autre effet que de refouler cette masse vers la partie gauche encore perméable à l'air. C'est ainsi que se trouve expliquée la mort subite pendant l'opération.

Il est facile de comprendre que rien de pareil ne pouvait être prévu, et nous avons déjà montré comment le fait de l'incision latérale, n'était pas imputable au chirurgien, mais bien au rapport anormal dans lequel se trouvait immobilisé le canal aérien. Nous insistons sur ce point, car si le hasard, ou une heureuse dérogation à la règle opératoire, avait permis d'ouvrir la trachée un millimètre plus à gauche, on serait tombé dans la partie encore libre de son canal, et le malade n'aurait pas péri pendant l'opération.

INDEX BIBLIOGRAPHIQUE.

Malgaigne. — Bronchocèle congénital; accès de suffocation; incision de l'isthme du corps thyroïde. Revue médico-chirurgicale de Paris, 1851, t. IX, p. 368.

Bonnet. — Mémoire sur les goîtres qui compriment et déforment la trachée et sur leur traitement. Gazette médicale de Paris, n. 48, 49, 50, 51.

— Traité des sections tendineuses, p. 585.

Förster. — Manuel d'anatomie pathologique. 2e édit., traduction de Hanla Strasbourg. Paris, 1853, p. 354.

Roux. — Sur les goîtres suffocants de Bonnet. Revue médico-chirurgicale de Paris, 1852, p. 362, t. XXIII, et Comptes-rendus de l'Académie des sciences, 13 août 1853.

Bach. — Mémoires de l'Académie de médecine, 1855, t. XIX, p. 338.

Bonnaud. — Des accidents produits par certaines tumeurs du cou. Th. de Paris, 1855.

Houel. — Des tumeurs du corps thyroïde. Th. d'agrégation, Paris, 1860.

Union médicale, 1861, p. 559, goître cancéreux suffocant.

Bulletins de la Société de chirurgie, 1861, goitre cancéreux suffocant.

François. — Trachéotomie dans un cas de goître. Bulletins de l'Académie de médecine.

Thelliez. — Essai sur la compression des organes du cou par les tumeurs du corps thyroïde. Th. Paris, 1862.

Turck. — Recherches cliniques sur les maladies du larynx, de la trachée. Paris, 1862.

Baudré. — Du rétrécissement du calibre de la trachée. Th. Paris, 1864.

Mary. — Sur les rétrécissements des voies aériennes. Th. Paris, 1865.

J. Cyr. — Anatomie pathologique des rétrécissements de la trachée. Th. Paris, 1866.

Cognes. — Du cornage chez l'homme. Th. Paris, 1874.

Cruveilhier. — Traité d'anatomie pathologique, t. II, p. 249.

Bulletins de la Société anatomique, 1re, 2e et 3e séries.

Ferrus. — Dictionnaire de médecine en 30 volumes, article Goitre.

Encyclopédie méthodique, partie chirurgicale, article Goitre.

Luton. — Dictionnaire de médecine et de chirurgie pratiques, art. Goître.

Nélaton. — Pathologie externe.

Jamain. — Pathologie externe.

TABLE DES MATIÈRES.

A. Parent, imprimeur de la Faculté de Médecine, rue M^t-le-Prince, 31

www.ingramcontent.com/pod-product-compliance
Lightning Source LLC
LaVergne TN
LVHW012010160826
845678LV00002B/750

* 9 7 8 2 3 2 9 6 6 2 6 2 6 *